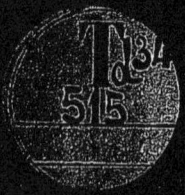

# DES CAUSES

# DE LA MORT DES MINEURS

## Dans l'explosion du grisou du 4 février 1876

## AUX PUITS JABIN ET SAINT-FRANÇOIS

Dans un de ses derniers numéros, la *Revue scientifique* en publiant le travail de M. Laure, a énuméré et discuté les différentes causes des accidents qui peuvent se produire dans l'exploitation houillère.

Ces accidents ont été divisés en accidents généraux et accidents isolés.

Comme étude complémentaire de ces questions d'actualité, mais en restreignant le sujet et en se plaçant à un point de vue différent, il m'a semblé intéressant et utile de chercher à quelle cause est due la mort subite de tant d'ouvriers lors d'une explosion de feu grisou (1).

(1) J'emploie l'expression « Explosion de grisou » pour me conformer au langage commun, mais en faisant mes réserves. Il me semble, en effet, que les expériences réalisées par certains ingénieurs et les discussions de l'Académie des Sciences ont tranché la question et décidé ou à peu près, que comme tous les accidents du même genre, l'explosion du 4 février est due à la subite incandescence des poussières de charbon en suspension dans l'air ambiant. Quant à l'incandescence, elle serait due elle-même à une explosion de grisou qui serait restée localisée.

Bien des personnes croient la solution du problème trouvée depuis longtemps, et parmi elles je pourrais citer un médecin de Saint-Etienne, dont l'opinion a d'autant plus de poids, qu'il a donné une preuve non équivoque de la haute intelligence avec laquelle il sait se mettre au courant de la science et, surtout, des questions qui intéressent la vie des mineurs.

En faisant la part des causes secondes, si je puis m'exprimer ainsi, et entr'autres, du broiement et des trausmatismes de toutes espèces, si tant est pourtant que la chute des étais ou des blocs de charbon et l'écroulement des galeries puissent écraser autre chose que des cadavres ; quelles victimes reste-t-il à mettre au compte de l'asphyxie, de l'intoxication et des brûlures si généralement accusées ?

Bien peu et même point, peut-être, dans certains cas, car il y a à côté de ces causes de morts une autre à mon avis, plus prompte qu'elles toutes réunies et contre laquelle on ne peut lutter, la commotion cérébrale. Cette conviction que je vais essayer de faire partager en exposant les faits sur lesquels elle s'appuye, est celle avec laquelle nous sommes sortis du puits Saint-François, mon collègue Charles Milsom et moi, dans la nuit du 4 ou 5 février dernier.

Depuis, elle n'a fait que se confirmer, grâce aux renseignements qu'ont bien voulu me fournir mes autres collègues, chacun suivant le poste où il s'était trouvé.

Les victimes qui ont survécu n'ont pu donner aucun renseignement ; aucune n'a gardé le souvenir d'autre chose que d'un bruit sourd précurseur ; beaucoup ne se rappellent absolument rien ; on a pu assister à l'agonie d'un seul de ces malheureux, mais les détails manquent, et, d'ailleurs, elle a été tellement rapide, qu'il est douteux qu'elle eût pu jeter un peu de jour sur la question. C'est donc presqu'exclusivement aux faits observés et aux notes recueillies *de visu* que j'aurai recours pour soutenir mon opinion.

Tout d'abord, ce qui frappe au premier coup-d'œil, qu'on examine les cadavres, soit au milieu des décombres dans les galeries, soit dans la salle où après avoir été sortis du puits, ils sont amenés et exposés pour être reconnus, ce sont les attitudes si variées en général et pour quelques-uns si significatives. Les mineurs ont été pour ainsi dire pétrifiés dans la position qu'ils occupaient au moment de l'explosion, *il n'y a donc pas eu d'agonie.* C'est là un fait que je regarde comme très-important et que je tiens à bien établir par quelques exemples.

La mort n'a pas eu lieu en une minute, une demi-minute ; pour un grand nombre, elle a été absolument foudroyante dans le sens le plus strict du mot, car les morts par fulguration peuvent seuls offrir un pareil spectacle.

Un certain nombre de ces malheureux, en effet, ramène les mains à quelque distance de la figure, avec le geste de personnes terrifiées qui verraient s'avancer la flamme qui doit les dévorer, et cherchent à l'éloigner de leur visage. D'autres à genoux, lèvent les mains jointes dans l'attitude de la prière.

Ces mouvements instinctifs et plus prompts que la pensée, ont eut le temps de s'exécuter entre les deux détonations successives, car il y a eu deux détonations entendues par quelques-uns ; le fait m'a été affirmé par un des trop rares blessés sain d'esprit au moment de la sortie du puits (1).

Les mouvements, dis-je, que la mort a conservé avant qu'aucun autre marquant la douleur leur ait succédé, permettent d'affirmer que ceux chez qui on les rencontre, ont vu venir la mort mais ne l'ont pas sentie.

Deux autres cadavres ont particulièrement attiré mon attention et m'ont frappé d'avantage encore, j'ai vu l'un dans le puits même au milieu des décombres de son chantier, au puits Saint-François, l'autre a été retiré du puits Jabin, et j'ai pu l'examiner et le faire remarquer à la chambre de dépôt. La position des membres pour les deux est identiquement la même. Tous deux devaient être employés aux mêmes travaux, debouts, la tête un peu relevée, ils regardaient dans la direction indiquée par la main gauche. Ces deux hommes au même moment, levaient le même bras droit dont les doigts crispés devaient

(1) Ce blessé, un de ceux dont les lésions présentent le moins de gravité, nous racontait à son lit, le lendemain de l'accident, que se trouvant près de l'entrée du puits Jabin, au moment de l'explosion, il avait entendu un premier bruit sourd, et que prévenu et pressentant la cause de ce premier bruit, il avait eu le temps de se jeter à terre et de se plonger la face dans un sceau d'eau, circonstance à laquelle il attribue la légèreté de ses blessures.

fort probablement tenir un marteau, et s'apprê-
taient à frapper sur un outil tenu par leurs mains
gauches qui forment le poingt, mais de façon à
permettre la facile introduction du doigt. Par suite
de circonstances inconnues, ces deux hommes non-
seulement n'ont pas plus senti la mort que les pré-
cédents, mais de plus ils ne l'ont pas vue venir; tel
est à mon avis, du moins, ce que raconte à tous
leurs attitudes.

C'est donc dans la position que nécessitait leur
espèce de travail, que ces mineurs sont morts,
et immédiatement une raideur incroyable s'est
emparée de leurs membres, raideur qu'il a été
possible d'apprécier lorsqu'on était obligé de mo-
difier l'attitude de ces malheureux pour les hisser
par les bennes hors du puits, raideur telle d'ailleurs que, malgré la distance du puits et de l'hôpital,
malgré les cahots du tombereau, malgré l'entasse-
ment, elle persistait sans modification conservant
intacte la position des membres supérieurs et in-
férieurs.

Si j'insiste sur cette raideur, c'est qu'unie aux
attitudes si caractéristiques que je viens de décrire,
elle justifie parfaitement, elle aussi, l'épithète de
foudroyante que j'ai appliquée à la mort des mineurs, car, dans les cas ordinaires, elle ne s'empare
des cadavres que quelques heures après la cessation
de la vie, tandis que, dans cette circonstance, il
est impossible de mettre en doute qu'elle ait
été instantanée.

L'asphyxie simple, c'est-à-dire l'introduction
dans l'économie d'un gaz impropre à la respiration

peut-elle justifier et expliquer ces morts? Je ne
le crois pas, et si on peut mettre cette cause en
avant, il serait difficile, je crois, de soutenir et
de prouver, surtout après les expériences de physiologie connues et classiques (1), qu'elle puisse
frapper avant qu'on ait eu le temps non pas de
vouloir mais d'exécuter ces mouvements instinctifs qui dénoncent l'agonie et la douleur, et qui
auraient certainement suivi les gestes de terreur,
ou ceux que nécessitent le travail.

Ainsi donc l'asphyxie seule ne peut être assez
prompte pour expliquer la mort de ceux qui
ont péri instantanément, et sont restés comme
pétrifiés au moment de l'explosion.

Une autre raison encore, outre celle que je
viens d'exposer, m'empêche de lui attribuer dans
la catastrophe le rôle prépondérant, et cette raison
est le nombre relativement si petit des survivants
qui n'ont pu être rencontrés qu'à l'ouverture du
puits Jabin.

Etant admis, en effet, que l'explosion eut vicié
complétement l'air de toutes les galeries, il est
certain qu'avant que les mouvements respira-
toires spontanés ne puissent plus se produire,
l'énergie du courant d'air qui se fait dans les
galeries qui vont d'un puits à l'autre, aurait lutté
très-avantageusement contre cette cause de mort.
Dans ce cas, un grand nombre de mineurs eussent
été retirés sains et saufs, grâce à la pompe à air

(1) Expériences de M. Claude Bernard sur les
carotides, etc. — Béclard. Traité de physiologie.

aspirante établie au puits Saint-François, pompe
qui, à partir du moment de l'explosion, a fonc-
tionné avec son maximum d'intensité, *à l'épreuve,*
comme nous le disait le mécanicien, et a pu
permettre ainsi aux travaux de sauvetage de
s'exécuter presqu'immédiatement après l'explosion.

Il est inutile, je crois, de m'étendre davantage
sur ce sujet; l'asphyxie seule et simple n'a donc
pu être désastreuse que pour les ouvriers que
des éboulements isolaient du reste des galeries
et dont les chantiers avaient été épargnés au
moment de l'explosion. (On ignore encore si un
pareil fait s'est produit le 4 février).

Malgré tout, cependant, je suis loin de croire
à une innocuité complète de la part de cet agent
de destruction, car il n'a pas agit seul. Com-
binée en effet avec ce qu'on pourrait nommer l'obstruction des poumons par le charbon, elle aura
pu être fatale à un petit nombre, et voici comment :

Les mineurs, en général, surtout dans le bassin
houiller de la Loire, sont fort sujets ou plus tôt
tous plus ou moins atteints d'anthracosis, c'est-
à-dire d'encombrement charbonneux des poumons,
et c'est là pour l'asphyxie une cause de plus
grande activité qui n'est pas à dédaigner puisque
l'hématose est déjà plus ou moins compromise.

De plus, à la suite du coup de grisou, toutes
les galeries où avait passé le feu étaient couvertes
d'une poussière noirâtre semblable à de la suie
provenant de la combinaison des matières explo-

sibles (gaz ou charbon en poussière) et se retrouvant en couches épaisses dans la trachée des chevaux dont on a pu faire l'autopsie (1).

Malgré l'importance de ces deux causes adjuvantes, les morts par asphyxie ont dû être très-rares et, surtout, ne peuvent pas expliquer les cas que j'ai cités plus haut.

L'intoxication par des gaz délétères à qui certaines personnes font jouer le rôle attribué par d'autres à l'asphyxie simple, m'en paraît aussi incapable et presque pour les mêmes raisons. Quel est, en effet, le gaz qui tue instantanément l'être vivant et donne au cadavre cette raideur caractéristique et anormale si bien constatée ?

Si les combinaisons et décompositions auxquelles donne lieu une explosion de grisou, peuvent produire ces gaz irrespirables et toxiques, peuvent-ils prendre naissance en assez grande quantité pour foudroyer 200 mineurs en un espace de temps inappréciable? Si oui, quels sont donc ces gaz; pourquoi ne les a-t-on pas présentés? Pourquoi n'a-t-on pas dit leur nom, énuméré leurs propriétés ?

Tous ceux que les chimistes ont signalé jusqu'à

(1) La présence de cette espèce de suie m'a été signalée par un des ingénieurs de la mine qui avait bien voulu descendre avec nous et nous guider lors de la première exploration faite de concert avec mon collègue Charles Milsom. Quant à la présence d'une poussière ténue et très-abondante dans la trachée des chevaux, elle a été notée par le Dr Riembault, médecin de la Compagnie, qui, dans certains cas, compare cette trachée à un tuyau de cheminée mal nettoyé.

présent comme se rencontrant après une explosion de grisou, ne peuvent pas produire une mort instantanée et réunissent, par conséquent, une des conditions nécessaires à l'innocuité de leur présence, car ils auront le temps d'être expulsés en partie au moins, et avant d'avoir produit leur effet, par ce violent courant d'air que ne s'attendent certainement pas à trouver ceux qui descendent pour la première fois au puits Saint-François.

L'intoxication est donc une cause de mort secondaire dont on affirme l'existence sans en citer les agents, et, par conséquent, j'ai droit de la considérer comme devant être reléguée aux derniers rangs jusqu'à plus ample informé.

J'arrive maintenant à deux espèces de traumatismes différents l'un de l'autre et fort importants mais qu'on trouve toujours unis, je veux parler des ruptures internes et des brûlures-simultanées.

Pour traiter cette partie de notre sujet, les autopsies eussent été certainement très-intéressantes, malheureusement, par suite de circonstances qu'il est inutile d'exposer, il a été presqu'impossible d'en faire. Quoiqu'il en soit, il est facile de dire, à *priori*, et d'après ce qu'il a été donné de voir sur les cadavres et les blessés, quels sont les principaux phénomènes pathologiques qui ont dû se passer.

L'atmosphère au milieu de laquelle se trouvait le mineur, s'étant trouvée subitement explosible par l'effet de la présence du grisou, comme le veulent quelques-uns, ou grâce à de fines et abon-

dantes poussières de charbon, comme le préten-
dent beaucoup d'autres, d'un autre côté, des causes
inconnues ayant provoqué cette explosion, il a
dû se passer en petit dans les poumons des mineurs
à l'état d'inspiration, ce qui s'est passé en grand
dans la mine.

Les bronches représentant les galeries et leurs
bifurcations, l'explosion a dû y laisser des traces
de son passage semblables aux écroulements de
blocs de charbons, aux renversements des étais,
aux bouleversements de toutes sortes qu'on a pu
constater, c'est-à-dire, qu'il y a eu probablement
desquamations épithéliales, ruptures des tuniques
constitutives des bronches et déchirures en mains
endroits, le tout compliqué de brûlures plus ou
moins intenses mais toujours très-graves. Cet
ensemble de phénomènes peut amener une mort
prompte dans certains cas, ou bien cet état de
débilité, d'affaiblissement, de cachexie, si j'ose
ainsi dire, si longue à disparaître chez ceux qui
ont, comme on dit, « avalé le feu. »

Les moyens d'aérage dont j'ai parlé et qui luttent
d'une façon certaine, quoique avec plus ou moins
d'efficacité contre l'asphyxie et l'intoxication,
ne peuvent qu'augmenter les chances de mort
par brûlures, d'abord en alimentant la flamme
par un appel constant d'oxygène et ensuite en la
promenant à travers les galeries où se trouvaient
d'autres mineurs environnés d'une atmosphère
qui n'attendait qu'une étincelle pour prendre part
à l'explosion.

Que l'asphyxie et l'intoxication unies aux causes adjuvantes que nous avons signalées, aient fait quelques victimes, c'est possible, quoique fort difficile à démontrer, mais que les flammes aient atteint tous les mineurs à des degrés divers, c'est indéniable. Les blessés ont les cheveux et la barbe brûlés et les vêtements de ceux qui en avaient au moment fatal (1) portaient des traces très-visibles et répandaient une odeur très-caractéristique. Tous les cadavres de ces malheureux sont couverts d'énormes phlyctènes, comme si leur corps entier eut été enveloppé d'un immense vésicatoire (2). Chez quelques-uns, au contraire, la chaleur a eu pour effet de durcir et de dessécher les téguments externes, de telle façon qu'ils ne présentent que peu et même pas de desquamation épidermique; leur peau, au contraire, très-résistante au toucher, résonne comme un cuir tanné fort épais.

Si à ces désordres visibles, on ajoute ceux qui ne sont pas accessibles à nos moyens d'exploration mais qu'on peut supposer à l'intérieur du corps, quand on voit la bouche et l'arrière-gorge noires et dépouillées de leurs muqueuses, on se fera une idée approximative de l'intensité des douleurs

(1) A cause de la température élevée des galeries, le mineur travaille le plus souvent nu, ou seulement recouvert d'un pantalon.

(2) A ce propos, je dois signaler une remarque faite par un de mes collègues (Ch. Nodet) : Chez presque tous les morts, les pieds eux-mêmes sont brûlés, ce qui, dans les véritables explosions de grisou, ne se rencontre que dans les cas exceptionnels, le gaz tendant toujours à occuper les couches supérieures à cause de sa densité moindre que celle de l'air.

qu'auraient supporté ces malheureux si une mort immédiate, foudroyante, ne les avaient préservés de ces affreuses souffrances.

Je dis à dessein « douleurs qu'auraient supporté » car rien ne peut faire croire qu'ils les ont supportées effectivement, tandis que bien des preuves démontrent qu'ils n'ont pas eu le temps de les traduire par des contorsions ou des attitudes étranges, mais si naturelles chez un homme horriblement brûlé qui se sent perdu sans ressources.

Cette mort immédiate, les brûlures mêmes ne pourraient-elles pas l'expliquer? Nous en doutons, puisque de l'avis presque général des médecins d'aujourd'hui, les brûlures superficielles n'agissent et ne tuent que par la suppression des fonctions de la peau, leur gravité se mesurant à leur étendue en superficie, plus qu'à leur intensité en profondeur. Quant aux brûlures intérieures, elles ne peuvent causer une mort plus prompte que les autres brûlures que par la suppression des fonctions des organes qu'elles atteignent. Dans ce cas, donc, nous revenons à la mort par asphyxie à laquelle on aboutit par une voie autre que celle que j'ai étudiée un peu plus haut; il est inutile, par conséquent, d'employer de nouveaux arguments pour la combattre.

L'asphyxie, l'intoxication et les brûlures étant rejetées aux seconds plans, j'arrive, grâce à cette espèce de diagnostic par exclusion, à une cause, à mon avis, plus dévastatrice que toutes les autres réunies, et que je vais étudier sous le nom de commotion cérébrale.

Quand on examine la commotion cérébrale dans des cas autres que ceux dont nous nous occupons en ce moment, si elle est très-intense, elle se traduit par une suppression brusque des fonctions auxquelles président le cerveau et la moëlle, c'est-à-dire, des phénomènes intellectuels, moteurs et reflexes.

Chez les malheureux ainsi atteints, la vie, ou mieux, les manifestations extérieures de la vie peuvent être subitement anéanties. En une seconde, plus de pensée, plus de volonté, plus de mouvements actifs ni mêmes reflexes, tous ces désordres se produisant souvent sans aucune lésion appréciable extérieurement (1). Tout ce qu'il est parfois possible de constater, ce sont des hémorrhagies et la congestion plus ou moins intense de certains organes, le tout accompagné de pâleur des téguments et de la face.

N'est-ce pas là une peinture fidèle et parfaitement explicative de la mort qu'a dû subir le mineur, et une pareille mort ne justifie-t-elle pas les attitudes signalées plus haut ? Les hémorrhagies, on a pu en voir les traces, c'étaient des hémorrhagies nasales en général. Quant à la pâleur signe secondaire, du reste, comment la constater chez ces hommes que recouvrait une épaisse couche de poussière de charbon ?

(1) Tel était le cas qu'a signalé Littre et où l'autopsie n'a pu rien constater de précis. Il s'agissait d'un jeune criminel qui, pour éviter le supplice, s'était donné la mort en se frappant avec violence la tête contre les murs et chez lequel on a pas pu constater la fracture du crâne.

Supposons maintenant un ébranlement nerveux moins intense et nous obtiendrons les symptômes constatés chez les blessés. Les mouvements seront inconscients mais non pas absolument supprimés, l'intelligence sera égarée, les hémorrhagies pourront manquer, une céphalalgie intense se déclarera (1): C'est là exactement ce que l'on pouvait constater chez les malheureux retirés respirants encore, poussant des grognements mais ne parlant pas. Ils ne connaissaient ni parents, ni amis, se plaignaient à peine malgré leurs brûlures atroces et restaient plongés dans un état de torpeur et de somnolence intellectuelle dont il était impossible de les faire sortir.

Plus tard, quand un mieux sensible se fut manifesté, ils ne se souvenaient absolument de rien et ne pouvaient rien raconter. Or c'est là, d'après Dessault, un des symptômes pathognomoniques sur lequel insiste aussi Boyer en relatant l'observation d'une femme qui, sous le coup d'une commotion cérébrale, accoucha parfaitement à son insu. Evidemment donc, chez ces malheureux, les fonctions cérébrales avaient été lésées et poussées à leur summum d'intensité, ce trouble léger amenait fatalement la mort.

Mais, pour produire de tels effets, il faut, je l'avoue, une puissance extraordinaire ; or cette puissance qu'il est impossible d'évaluer, même approximativement, ne réside-t-elle pas dans la formation instantanée d'une quantité effrayante

(1) Voir Jacoud. — Dictionnaire des Sciences médicales, xiiie volume, page 7, article *Encéphale.*

de gaz que l'ouverture du puits est trop étroite pour laisser échapper ? (1)

Confinés et comprimés, ces gaz cherchent à se dilater, à se frayer un passage ; par leur seul effort, les parois des galeries et les poutres servant à l'étayage s'écroulent ; en un instant, tout est renversé, les galeries se trouvent obstruées, jonchées de débris, et les ouvriers sont tués.

Dans un pareil milieu, en effet, où s'opère avec une effroyable violence de telles combinaisons et décompositions chimiques, ayant à supporter une pression instantanément quintuplée, que peuvent devenir les organes de l'homme et, surtout, ceux qui sont à la fois les plus importants et les plus délicats, c'est-à-dire, les organes de la circulation et de l'innervation. Le cerveau sera-t-il préservé par ses enveloppes ? La boîte crânienne si mince en certains endroits, offrira-t-elle une protection assez efficace ? Réussira-t-elle à supporter le choc à elle seule et à mettre son contenu à l'abri d'une commotion qui ébranle les galeries, brise et renverse tout sur son passage ? La circulation du sang sur laquelle l'influence de l'altitude et de la pression atmosphérique est si remarquable, pourra-t-elle s'effectuer normalement dans un pareil milieu ? Les parois du système vasculaire tout entier pourront-elles résister à un pareil choc sans ruptures ? A tout cela ajoutez encore l'influence perturbatrice de deux autres agents, l'électricité et la chaleur.

(1) Le volume normal est au moins quintuplé, a dit M. Laure.

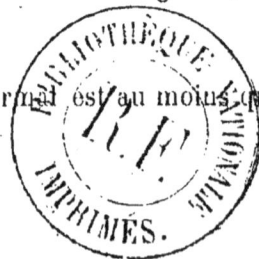

L'électricité, je le sais, n'a pas laissé de traces de son passage, mais de ce qu'on n'a pu constater son rôle, je me garderais bien d'affirmer qu'elle n'en a pas joué.

Quant à la chaleur, personne ne niera son action, mais personne non plus ne pourra savoir ni dire jusqu'où elle aura pu aller, ni quelle influence elle aura pu avoir, aucune expérience de physiologie connue ne pouvant en donner une idée. Il est probable cependant que, d'après les phénomènes auxquels elle a donné naissance en si peu de temps, qu'elle a dû être d'une intensité telle, que l'encéphale tout entier a dû être atteint directement, en même temps qu'il supportait un espèce de choc en retour, contre-coup des sensations perçues par les nerfs périphériques.

Pour achever le tableau, examinons maintenant en quelques lignes comment le mineur était préparé.

L'homme qui travaille dans les houillères est jeune en général et doué d'une certaine force musculaire, mais n'a pas, malgré cela, une constitution très-vigoureuse ; le métier tue vite, car fatiguant en lui-même, le milieu où on l'exerce le rend plus rude encore ; au fond de la galerie l'air est loin d'être pur ; de plus, les sécrétions se font mal à travers une peau couverte d'une épaisse couche de poussière. Enfin, comme le régime alimentaire laisse toujours beaucoup à désirer, pour augmenter les influences nocives que je viens de signaler, le mineur affaibli demande souvent à l'alcool les forces dont il a besoin.

Comme dernier trait, ajoutons encore à l'influence de dégénérescences, suite d'alcoolisme, l'influence qu'a eu un fait signalé le 4 février (1).

Ce jour-là, le baromètre a présenté une dépression subite et énorme de la colonne mercurielle (15 millimètres environ), avec laquelle l'ouvrier a dû, si j'ose ainsi dire, se mettre en équilibre, et c'est au moment où il s'y était habitué, que passant en un instant d'un extrême à l'autre, il a eu à supporter la pression subite due à l'inflammation du grisou.

Il faut avouer qu'ainsi préparé à un pareil choc, pour l'ouvrier mineur l'issue de la lutte était certaine d'avance, et chercher dans les phénomènes consécutifs à l'explosion, c'est-à-dire, dans le dégagement ou la formation de gaz nouveaux, impropres à la respiration ou mêmes toxiques, la cause de la mort de la majorité de ces infortunés, c'est leur supposer bien gratuitement une énergie de vitalité bien extraordinaire, bien anormale. Les causes secondaires par lesquelles j'ai commencé cette étude, n'ont donc pu, je le répète, qu'agir sur ceux que, par suite de diverses circonstances, l'explosion même avait épargné, c'est-à-dire, sur une petite minorité.

---

(1) À tout cela, il faut ajouter encore une maladie lente, endémique, assez fréquente dans certains puits, et nommée anémie des mineurs ; cette affection n'a avec la véritable anémie que bien peu de rapports ; beaucoup plus grave que cette dernière si elle n'est prise à ses débuts, elle peut être regardée comme une condamnation à mort à plus ou moins longue échéance.

# CONCLUSIONS

En résumé des constatations que mes collègues et moi avons pu faire, les uns à l'hôpital du Soleil sur les blessés et les morts, les autres au puits Saint-François même, où nous avons pu descendre aussitôt qu'une aération suffisante a pu le permettre, il résulte qu'à cette question :

*Quelle est la cause principale de la mort de plus de 200 mineurs lors de l'accident du puits Jabin ?*

Je réponds :

1° L'asphyxie semble n'avoir joué que le rôle d'agent surnuméraire dans la majorité des cas, son action seule ne pouvant tout expliquer, d'autant plus que le système de ventilation installé et fontionnant, luttait principalement contre cette cause de mort ;

2° L'intoxication par des gaz délétères, quoique pouvant être plus active que l'asphyxie, doit aussi être rejetée, et à ceux qui pourraient soutenir cette opinion, on peut opposer les mêmes raisons qui font repousser l'asphyxie simple ;

3° L'obstruction des poumons par la poussière n'a pu jouer qu'un rôle très-secondaire ;

4° Les brûlures sont les complications les plus

redoutables, mais la preuve que même très-intenses et siégeant dans l'intérieur des poumons, elles ne peuvent causer une mort instantanée, nous la trouvons dans la survivance d'un certain nombre de blessés dont la bouche et l'arrière-gorge présentaient les traces non douteuses du passage d'une flamme qui, certainement, avait dû aller plus loin ;

5° Les raisons sur lesquelles je me fonde pour attribuer la plus grande partie du désastre aux désordres causés dans le système nerveux central et assimiler la mort des mineurs à la mort par fulmination, sont :

*A*. L'instantanéité foudroyante de la mort ;

*B*. La raideur anormale des cadavres ;

*C*. La perte de connaissance de tous les survivants ;

*D*. Le délire persistant d'un grand nombre ;

*E*. Les hémorrhagies' constatées chez quelques-uns.

Quant à la cause essentielle de ces désordres, elle réside dans :

Une brusque élévation de température accompagnée d'une énorme augmentation de pression succédant à un abaissement barométrique de quinze millimètres, le tout additionné peut-être de l'introduction par les poumons de certains gaz ou inutiles ou même nuisibles.

Des faits observés, je me crois donc autorisé à tirer en conclusion, que la commotion cérébrale ayant tout, ou à peu près tout fait le mal, aux comptes de la commotion légère compliquée de brûlures et de ruptures internes, restent les trop rares blessés presque tous d'ailleurs condamnés à une mort plus ou moins rapprochée.

Le but de ce travail n'a pas été seulement d'apporter quelques matériaux pour aider à fixer un point scientifique en discussion, je désire que quelqu'un plus autorisé que moi en tire des conclusions plus pratiques et cherche surtout des moyens prophylactiques plus énergiques que ceux employés jusqu'à ce jour, pour sauvegarder la vie des mineurs.

Si c'est le fait même de l'explosion qui cause la mort de ces malheureux, et si cette explosion est due non-seulement au grisou mais surtout aux poussières charbonneuses, il faut que ces poussières disparaissent au fur et à mesure qu'elles se produisent. Pour atteindre ce but, la ventilation simple paraît insuffisante, car l'explosion part toujours des endroits où elle agit le moins, c'est-à-dire du fond d'une galerie en exploitation (1).

(1) Peut-être même n'est-elle pas sans inconvénients car si elle attire les poussières au dehors, par cela même elle les maintient plus longtemps en suspension et soulève en même temps celles qui ont déjà tombées à terre.

Si les courants d'air ne peuvent donner que de
minces résultats, on peut compter un peu plus, il est
vrai, sur les filets et jets d'eau que j'ai entendu
proposer par la pittoresque imagination d'un
médecin qui compte sur l'avidité hygrométrique
de la houille pour l'empêcher de voler autour du
mineur en épais nuages. Cependant on aurait
tort, je crois, d'avoir une énorme confiance en cet
ingénieux moyen, surtout si l'on examine des
faits qui se produisent et qu'il est parfaitement
possible de constater dans certains puits du bassin
houiller d'Epinac (Saône-et-Loire). Là, en effet,
jets d'eau et ruisseaux sont pratiquement et natu-
rellement réalisés par un suintement perpétuel
des eaux à travers certains endroits de la voûte.

Le mode d'application de l'idée théorique du
docteur laisse, dans le cas que je cite, beaucoup à
désirer au point de vue de la santé du mineur
d'abord, et de l'agrément du visiteur ensuite ;
mais ce sont des inconvénients dont on n'aurait
pas à s'inquiéter dans une installation *moins
naturelle*, aussi j'ai hâte de dire que ce ne sont
pas les seuls.

Le plus grave de tous est que le but n'est pas
complétement atteint. On ne trouve pas de poussières, il est vrai, dans les galeries où on ne
travaille pas, mais les chantiers sont néanmoins
remplis par ces molécules en suspension dans l'air.

L'irrigation n'est donc, en somme, qu'un léger moyen palliatif de la parfaite efficacité duquel il est permis de douter, mais qui pourrait rendre des services.

Cette idée est-elle applicable ? Je laisse le soin de résoudre la question aux ingénieurs qui ont les connaissances nécessaires pour expérimenter, juger et perfectionner ; mais la ventilation étant nécessairement presque sans effet, il faut chercher mieux et dans une autre voie.

Satnt-Etienne, mars 1876.

A. MASSON.

# NOTES

La lecture de cette note a soulevé une tempête
dans un verre d'eau et a fourni à l'un des membres
de la Société l'occasion d'entamer une discussion
dans laquelle il m'a été impossible de saisir un
plan quelconque d'argumentation ; tout ce que j'ai
pu comprendre, c'est que mon honorable et vénéré
contradicteur avait entrepris de démontrer :

1º Que j'étais trop jeune pour avoir le droit
d'émettre mon opinion quand il avait communiqué la sienne ;

2º Que les attitudes que j'avais signalées et qui
gènaient un peu sa théorie, étaient des créatures
de ma *jeune imagination* ;

3º Que l'intoxication par l'oxyde de carbone
avait tout fait.

A la première objection je ne répondrai absolument rien, laissant à tous le soin d'apprécier la
valeur de l'argument et me contentant de faire
remarquer que cette jeunesse que me reproche
M. Riembault me faisait aller examiner les morts
au fond des galeries, tandis que, probablement,
*son âge*, à lui, le retenait à l'ouverture.

Quant à la seconde remarque, je la relèverai,
car *j'ai vu*, je l'affirme sur ma parole d'honneur,
je n'ai rien inventé ; mais il est bien facile à
quelqu'un qui n'a pas voulu regarder, de nier ce

que d'autres ont pu examiner à loisir; aussi je me contenterai de répondre par cette autre question : M. Riembault croit-il donc qu'on ne puisse pas soutenir une opinion scientifique sans y apporter de mauvaise foi, de mauvaises preuves à l'appui ?

Quelques jours après cette lecture, j'avais l'explication de bien des énigmes. Un article du Mémorial de la Loire (journal, je l'ai appris depuis, à la dévotion du D$^r$ Riembault) m'annonçait que mon contradicteur avait affirmé, pardevant l'Académie des Sciences et par la bouche de Claude Bernard, que l'intoxication par l'oxyde de carbone avait été la seule cause de la mort de tant de mineurs lors du 4 février (1).

L'entrefilet résumant la communication faite à l'Institut, me parut tellement original, que je me permis d'écrire la lettre suivante au rédacteur. (L'article en question n'avait pas été signé.)

Monsieur,

Vous insérerez, si tel est votre bon plaisir, les quelques mots que je prends la liberté de vous envoyer à propos d'un article publié tout récemment touchant une note présentée par le D$^r$ Riembault à l'Académie des Sciences. Cette note, à mon avis, a dû être publiée à son insu, d'abord parce qu'elle aurait pu paraître entachée de réclame à ceux qui n'ont pu ni le connaître ni l'apprécier et, ensuite,

(1) Voir le numéro du mercredi 19 avril 1876.

parce que l'abrégé que vous en donnez, dénature, j'en suis sûr, sa pensée, en certains endroits du moins.

Ainsi, par exemple, vous lui faites dire que les victimes n'ont pas avalé le feu parce que : « Elles ont été frappées pour la plupart dans des chantiers très-sains, et n'étaient pas plongées dans une atmosphère explosible comme on pourrait le croire, » et quelques lignes plus bas « La poussière de charbon fine, impalpable, suspendue et incorporée dans l'air, comme il arrive dans les mines sèches, est explosible. » Ne vous semble-t-il pas comme à moi, qu'en écrivant cette seconde phrase, on laisse croire que M. le docteur revient sur sa première affirmation. Un peu plus bas, vous lui faites dire encore : « La poussière chauffée.... dégage le gaz qu'elle contient. » Là encore, assurément, l'interprétation de la pensée laisse à désirer. Dans une ville comme Saint-Etienne où tout le monde sait un peu de chimie, tout le monde doit être bien surpris de voir un médecin affirmer que la poussière de charbon contient autre chose que des mollécules de charbon. Assurément, M. Riembault n'a pas voulu dire cela et n'a pas dit cela en pleine académie. Vous reprenez ensuite : « Les ouvriers du puits, pour la plupart du moins, n'étaient pas plongés dans une atmosphère de grisou et n'étaient pas dans des conditions à éprouver des brûlures intérieures. » La première partie de la phrase était peut-être une vérité ; dans tous les cas, c'est une vérité contestée; quant à la seconde, « et n'étaient pas...etc., » elle n'est pas digne de l'être ; assurément encore, M. Riembault n'a pas dit cela, car comment aurait-il pu insinuer pareille chose, puisque, mieux que personne, il doit savoir que les conditions où se trouvait la majorité des ouvriers leur ont permis d'être brûlés de la tête aux pieds jusqu'à l'arrière-gorge quelquefois?....Enfin, une dernière chose que n'a pas dit le docteur Riembault, c'est qu'il avait décrit le premier l'encombrement charbonneux, mieux que personne, puisqu'il a étudié spéciale-ment la question ; il sait que son mémoire date de 1862 et qu'avant cette année avait paru : (suivait l'énumération de plus de dix mémoires français ou anglais.)

Recevez, etc.

## A. M. B. GAUTHIER.

J'aurais pu, de plus, demander comment on pouvait expliquer la formation instantanée du gaz toxique, étant donné l'activité de la ventilation et, par conséquent, de l'apport d'oxygène.

J'aurais pu demander quelques renseignements sur ce malade que le poison influence six semaines plus tard, lorsqu'un lapin s'en débarrasse en une demi-heure, mais je m'en tins là, et je reçus de M. Théolier, rédacteur, un billet m'annonçant qu'il n'insérerait que ce que M. Riembault voudrait bien lui permettre de faire imprimer.

Fort étonné d'un pareil procédé, je me suis contenté de répondre :

« Monsieur,

.....Je maintiens absolument mes critiques touchant l'article paru, même si M. Riembault en prend la responsabilité ; mais je suis profondément étonné des conditions que vous m'imposez si je veux obtenir l'insertion. Que mon avis plaise ou non, peu importe à la vérité de la question ; mais en n'insérant pas, vous me laisserez croire : qu'il est plus facile de répondre par le silence que par de bonnes raisons.

Recevez, Monsieur, l'assurance des sentiments distingués d'un de vos serviteurs qui ne demandera rien à M. Riembault, pas même si vous lui avez communiqué ma première lettre sans m'en prévenir. » (1)

A. M.

Or, rien n'a été inséré depuis, et je suis en droit de conclure et de répéter, pour en finir :

« Il est plus facile de garder le silence touchant la théorie de M. Riembault, que de la soutenir par de bonnes raisons. »

Jusqu'à nouvel ordre, donc, je maintiens mes conclusions.

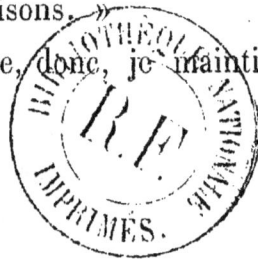

_____

(1) Ce qui d'ailleurs avait été fait.

www.ingramcontent.com/pod-product-compliance
Lightning Source LLC
Chambersburg PA
CBHW070754210326
41520CB00016B/4693